MW00780038

DIETA DASH 2021

RICETTE A BASSO CONTENUTO DI SODIO PER ACCELERARE

LA PERDITA DI PESO E RIDURRE LA PRESSIONE SANGUIGNA

CECILIA DANELUZZI

Sommario

5

Senape Verde Sauté

Tempo di preparazione: 10 minuti
Tempo di cottura: 12 minuti
Porzioni: 4

Ingredienti:
- 6 tazze di senape
- 2 cucchiai di olio d'oliva
- 2 cipollotti, tritati
- ½ tazza di crema al cocco
- 2 cucchiai di paprika dolce
- Pepe nero al gusto

Indicazioni:
1. Riscaldare una padella con l'olio a fuoco medio-alto, aggiungere le cipolle, la paprika e il pepe nero, mescolare e far rosolare per 3 minuti.
2. Aggiungere la senape e gli altri ingredienti, mescolare, cuocere per altri 9 minuti, dividere tra i piatti e servire come contorno.

Nutrizione: calorie 163, grassi 14,8, fibre 4,9, carboidrati 8,3, proteine 3,6

Bok Choy Mix

Tempo di preparazione: 10 minuti
Tempo di cottura: 12 minuti
Porzioni: 4

Ingredienti:
- 1 cucchiaio di olio di avocado
- 1 cucchiaio di aceto balsamico
- 1 cipolla gialla, tritata
- 1 libbra di bok choy, spezzettato
- 1 cucchiaino di cumino, macinato
- 1 cucchiaio di cocco aminos
- ¼ di tazza di brodo vegetale a basso contenuto di sodio
- Pepe nero al gusto

Indicazioni:
1. Scaldare una padella con l'olio a fuoco medio-alto, aggiungere la cipolla, il cumino e il pepe nero, mescolare e cuocere per 3 minuti.
2. Aggiungere il bok choy e gli altri ingredienti, mescolare, cuocere per altri 8-9 minuti, dividere tra i piatti e servire come contorno.

Nutrizione: calorie 38, grassi 0,8, fibre 2, carboidrati 6,5, proteine 2,2

Mix di Fagiolini e Melanzane

Tempo di preparazione: 4 minuti
Tempo di cottura: 40 minuti
Porzioni: 4

Ingredienti:
- 1 libbra di fagiolini, tagliati e tagliati a metà
- 1 melanzana piccola, tagliata a pezzi grandi
- 1 cipolla gialla, tritata
- 2 cucchiai di olio d'oliva
- 2 cucchiai di succo di lime
- 1 cucchiaino di paprika affumicata
- ¼ di tazza di brodo vegetale a basso contenuto di sodio
- Pepe nero al gusto
- ½ cucchiaino di origano essiccato

Indicazioni:
1. In una teglia unire i fagiolini con le melanzane e gli altri ingredienti, mescolare, introdurre in forno, infornare a 390 ° C per 40 minuti, dividere tra i piatti e servire come contorno.

Nutrizione: calorie 141, grassi 7,5, fibre 8,9, carboidrati 19, proteine 3,7

Mix Olive e Carciofi

Tempo di preparazione: 5 minuti
Tempo di tubare: 0 minuti
Porzioni: 4

Ingredienti:
- 10 once di cuori di carciofi in scatola, senza sale aggiunto, scolati e tagliati a metà
- 1 tazza di olive nere, snocciolate e affettate
- 1 cucchiaio di capperi, scolati
- 1 tazza di olive verdi, snocciolate e affettate
- 1 cucchiaio di prezzemolo tritato
- Pepe nero al gusto
- 2 cucchiai di olio d'oliva
- 2 cucchiai di aceto di vino rosso
- 1 cucchiaio di erba cipollina tritata

Indicazioni:
1. In un'insalatiera unire i carciofi alle olive e agli altri ingredienti, mescolare e servire come contorno.

Nutrizione: calorie 138, grassi 11, fibre 5.1, carboidrati 10, proteine 2.7

Curcuma Peperoni Dip

Tempo di preparazione: 4 minuti
Tempo di cottura: 0 minuti
Porzioni: 4

Ingredienti:
- 1 cucchiaino di curcuma in polvere
- 1 tazza di crema al cocco
- 14 once di peperoni rossi, senza sale aggiunto, tritati
- Succo di ½ limone
- 1 cucchiaio di erba cipollina tritata

Indicazioni:
1. Nel tuo frullatore, unisci i peperoni con la curcuma e gli altri ingredienti tranne l'erba cipollina, sbatti bene, dividi in ciotole e servi come spuntino con l'erba cipollina cosparsa.

Nutrizione: calorie 183, grassi 14,9, fibre 3. carboidrati 12,7, proteine 3,4

Crema Di Lenticchie

Tempo di preparazione: 5 minuti
Tempo di cottura: 0 minuti
Porzioni: 4

Ingredienti:
- 14 once di lenticchie in scatola, scolate, senza sale aggiunto, sciacquate
- Succo di 1 limone
- 2 spicchi d'aglio, tritati
- 2 cucchiai di olio d'oliva
- ½ tazza di coriandolo tritato

Indicazioni:
1. In un frullatore unire le lenticchie con l'olio e gli altri ingredienti, frullare bene, dividere in ciotole e servire come crema da festa.

Nutrizione: calorie 416, grassi 8,2, fibre 30,4, carboidrati 60,4, proteine 25,8

Noci Tostate

Tempo di preparazione: 5 minuti
Tempo di cottura: 15 minuti
Porzioni: 8

Ingredienti:
- ½ cucchiaino di paprika affumicata
- ½ cucchiaino di peperoncino in polvere
- ½ cucchiaino di aglio in polvere
- 1 cucchiaio di olio di avocado
- Un pizzico di pepe di Caienna
- 14 once di noci

Indicazioni:
1. Distribuire le noci su una teglia foderata, aggiungere la paprika e gli altri ingredienti, mescolare e infornare a 410 gradi per 15 minuti.
2. Dividi in ciotole e servi come spuntino.

Nutrizione: calorie 311, grassi 29,6, fibre 3,6, carboidrati 5,3, proteine 12

Piazze di mirtilli rossi

Tempo di preparazione: 3 ore e 5 minuti

Tempo di cottura: 0 minuti
Porzioni: 4

Ingredienti:
- 2 once di crema di cocco
- 2 cucchiai di fiocchi d'avena
- 2 cucchiai di cocco, sminuzzato
- 1 tazza di mirtilli rossi

Indicazioni:
1. In un frullatore, unire l'avena con i mirtilli rossi e gli altri ingredienti, sbattere bene e distribuire in una padella quadrata.

Tagliarli a quadretti e conservarli in frigo per 3 ore prima di servire.

Nutrizione: calorie 66, grassi 4.4, fibre 1.8, carboidrati 5.4, proteine 0.8

Barrette di cavolfiore

Tempo di preparazione: 10 minuti
Tempo di cottura: 30 minuti
Porzioni: 8

Ingredienti:
- 2 tazze di farina integrale
- 2 cucchiaini di lievito in polvere
- Un pizzico di pepe nero
- 2 uova sbattute
- 1 tazza di latte di mandorle
- 1 tazza di cimette di cavolfiore, tritate
- ½ tazza di formaggio cheddar a basso contenuto di grassi, sminuzzato

Indicazioni:
1. In una ciotola unire la farina con il cavolfiore e gli altri ingredienti e mescolare bene.
2. Distribuire in una teglia, introdurre in forno, infornare a 400 ° C per 30 minuti, tagliare a barrette e servire come spuntino.

Nutrizione: calorie 430, grassi 18,1, fibre 3,7, carboidrati 54, proteine 14,5

Ciotole Mandorle e Semi

Tempo di preparazione: 5 minuti
Tempo di cottura: 10 minuti
Porzioni: 4

Ingredienti:
- 2 tazze di mandorle
- ¼ di tazza di cocco, sminuzzato
- 1 mango, sbucciato e tagliato a cubetti
- 1 tazza di semi di girasole
- Spray da cucina

Indicazioni:
1. Distribuire le mandorle, il cocco, il mango ei semi di girasole su una teglia, ungere con lo spray da cucina, mescolare e infornare a 400 gradi per 10 minuti.
2. Dividi in ciotole e servi come spuntino.

Nutrizione: calorie 411, grassi 31,8, fibre 8,7, carboidrati 25,8, proteine 13,3

Patatine

Tempo di preparazione: 10 minuti
Tempo di cottura: 20 minuti
Porzioni: 4

Ingredienti:
- 4 patate dorate, sbucciate e tagliate a fettine sottili
- 2 cucchiai di olio d'oliva
- 1 cucchiaio di peperoncino in polvere
- 1 cucchiaino di paprika dolce
- 1 cucchiaio di erba cipollina tritata

Indicazioni:
1. Distribuire le patatine su una teglia foderata, aggiungere l'olio e gli altri ingredienti, mescolare, introdurre in forno e infornare a 390 gradi per 20 minuti.
2. Dividete in ciotole e servite.

Nutrizione: calorie 118, grassi 7.4, fibre 2.9, carboidrati 13.4, proteine 1.3

Kale Dip

Tempo di preparazione: 10 minuti
Tempo di cottura: 20 minuti
Porzioni: 4

Ingredienti:
- 1 mazzetto di foglie di cavolo
- 1 tazza di crema al cocco
- 1 scalogno, tritato
- 1 cucchiaio di olio d'oliva
- 1 cucchiaino di peperoncino in polvere
- Un pizzico di pepe nero

Indicazioni:
1. Scaldare una padella con l'olio a fuoco medio, aggiungere gli scalogni, mescolare e far rosolare per 4 minuti.
2. Aggiungere il cavolo nero e gli altri ingredienti, portare a ebollizione e cuocere a fuoco medio per 16 minuti.
3. Frullare con un frullatore ad immersione, dividere in ciotole e servire come spuntino.

Nutrizione: calorie 188, grassi 17,9, fibre 2,1, carboidrati 7,6, proteine 2,5

Chips di barbabietole

Tempo di preparazione: 10 minuti
Tempo di cottura: 35 minuti
Porzioni: 4

Ingredienti:
- 2 barbabietole, sbucciate e tagliate a fettine sottili
- 1 cucchiaio di olio di avocado
- 1 cucchiaino di cumino, macinato
- 1 cucchiaino di semi di finocchio, schiacciati
- 2 cucchiaini di aglio, tritato

Indicazioni:
1. Distribuire le patatine di barbabietola su una teglia foderata, aggiungere l'olio e gli altri ingredienti, mescolare, introdurre in forno e infornare a 400 gradi per 35 minuti.
2. Dividere in ciotole e servire come spuntino.

Nutrizione: calorie 32, grassi 0.7, fibre 1.4, carboidrati 6.1, proteine 1.1

Salsa Di Zucchine

Tempo di preparazione: 5 minuti
Tempo di cottura: 10 minuti
Porzioni: 4

Ingredienti:
- ½ tazza di yogurt magro
- 2 zucchine, tritate
- 1 cucchiaio di olio d'oliva
- 2 cipollotti, tritati
- ¼ di tazza di brodo vegetale a basso contenuto di sodio
- 2 spicchi d'aglio, tritati
- 1 cucchiaio di aneto, tritato
- Un pizzico di noce moscata, macinata

Indicazioni:
1. Riscaldare una padella con l'olio a fuoco medio, aggiungere le cipolle e l'aglio, mescolare e far rosolare per 3 minuti.
2. Aggiungere le zucchine e gli altri ingredienti tranne lo yogurt, mescolare, cuocere ancora per 7 minuti e togliere dal fuoco.
3. Aggiungere lo yogurt, frullare con un frullatore ad immersione, dividere in ciotole e servire.

Nutrizione: calorie 76, grassi 4.1, fibre 1.5, carboidrati 7.2, proteine 3.4

Semi e mix di mele

Tempo di preparazione: 10 minuti
Tempo di cottura: 20 minuti
Porzioni: 4

Ingredienti:
- 2 cucchiai di olio d'oliva
- 1 cucchiaino di paprika affumicata
- 1 tazza di semi di girasole
- 1 tazza di semi di chia
- 2 mele, private del torsolo e tagliate a spicchi
- ½ cucchiaino di cumino, macinato
- Un pizzico di pepe di Caienna

Indicazioni:
1. In una ciotola unire i semi con le mele e gli altri ingredienti, mescolare, stendere su una teglia foderata, introdurre in forno e infornare a 350 gradi per 20 minuti.
2. Dividi in ciotole e servi come spuntino.

Nutrizione: calorie 222, grassi 15,4, fibre 6,4, carboidrati 21,1, proteine 4

Crema di zucca

Tempo di preparazione: 5 minuti
Tempo di cottura: 0 minuti
Porzioni: 4

Ingredienti:

- 2 tazze di polpa di zucca
- ½ tazza di semi di zucca
- 1 cucchiaio di succo di limone
- 1 cucchiaio di pasta di semi di sesamo
- 1 cucchiaio di olio d'oliva

Indicazioni:

1. In un frullatore unire la zucca con i semi e gli altri ingredienti, frullare bene, dividere in ciotole e servire una crema da festa.

Nutrizione: calorie 162, grassi 12,7, fibre 2,3, carboidrati 9,7, proteine 5,5

Crema di spinaci

Tempo di preparazione: 10 minuti
Tempo di cottura: 20 minuti
Porzioni: 4

Ingredienti:
- 1 libbra di spinaci, tritati
- 1 tazza di crema al cocco
- 1 tazza di mozzarella a basso contenuto di grassi, sminuzzata
- Un pizzico di pepe nero
- 1 cucchiaio di aneto, tritato

Indicazioni:
1. In una teglia unire gli spinaci con la panna e gli altri ingredienti, mescolare bene, introdurre in forno e infornare a 400 gradi per 20 minuti.
2. Dividete in ciotole e servite.

Nutrizione: calorie 186, grassi 14,8, fibre 4,4, carboidrati 8,4, proteine 8,8

Olive e Salsa di Coriandolo

Tempo di preparazione: 5 minuti
Tempo di cottura: 0 minuti
Porzioni: 4

Ingredienti:
- 1 cipolla rossa, tritata
- 1 tazza di olive nere, snocciolate e tagliate a metà
- 1 cetriolo, a cubetti
- ¼ di tazza di coriandolo, tritato
- Un pizzico di pepe nero
- 2 cucchiai di succo di lime

Indicazioni:
1. In una ciotola unire le olive con il cetriolo e il resto degli ingredienti, mescolare e servire freddo come spuntino.

Nutrizione: calorie 64, grassi 3.7, fibre 2.1, carboidrati 8.4, proteine 1.1

Salsa di erba cipollina e barbabietola

Tempo di preparazione: 5 minuti
Tempo di cottura: 25 minuti
Porzioni: 4

Ingredienti:
- 2 cucchiai di olio d'oliva
- 1 cipolla rossa, tritata
- 2 cucchiai di erba cipollina tritata
- Un pizzico di pepe nero
- 1 barbabietola, sbucciata e tritata
- 8 once di crema di formaggio magro
- 1 tazza di crema al cocco

Indicazioni:
1. Scaldare una padella con l'olio a fuoco medio, aggiungere la cipolla e far rosolare per 5 minuti.
2. Aggiungere il resto degli ingredienti e cuocere il tutto per altri 20 minuti mescolando spesso.
3. Trasferire il composto nel frullatore, frullare bene, dividere in ciotole e servire.

Nutrizione: calorie 418, grassi 41,2, fibre 2,5, carboidrati 10, proteine 6.4

Salsa di cetriolo

Tempo di preparazione: 5 minuti
Tempo di cottura: 0 minuti
Porzioni: 4

Ingredienti:
- 1 libbra di cetrioli a cubetti
- 1 avocado, sbucciato, snocciolato e tagliato a cubetti
- 1 cucchiaio di capperi, scolati
- 1 cucchiaio di erba cipollina tritata
- 1 cipolla rossa piccola, a cubetti
- 1 cucchiaio di olio d'oliva
- 1 cucchiaio di aceto balsamico

Indicazioni:
1. In una ciotola unire i cetrioli con l'avocado e gli altri ingredienti, mescolare, dividere in coppette e servire.

Nutrizione: calorie 132, grassi 4.4, fibra 4, carboidrati 11.6, proteine 4.5

Salsa Di Ceci

Tempo di preparazione: 5 minuti
Tempo di cottura: 0 minuti
Porzioni: 4

Ingredienti:
- 1 cucchiaio di olio d'oliva
- 1 cucchiaio di succo di limone
- 1 cucchiaio di pasta di semi di sesamo
- 2 cucchiai di erba cipollina tritata
- 2 cipollotti, tritati
- 2 tazze di ceci in scatola, senza sale aggiunto, scolati e sciacquati

Indicazioni:
1. Nel tuo frullatore, unisci i ceci con l'olio e gli altri ingredienti tranne l'erba cipollina, sbatti bene, dividi in ciotole, cospargi l'erba cipollina e servi.

Nutrizione: calorie 280, grassi 13,3, fibre 5,5, carboidrati 14,8, proteine 6,2

Olive Dip

Tempo di preparazione: 4 minuti
Tempo di cottura: 0 minuti
Porzioni: 4

Ingredienti:

- 2 tazze di olive nere, snocciolate e tritate
- 1 tazza di menta, tritata
- 2 cucchiai di olio di avocado
- ½ tazza di crema al cocco
- ¼ di tazza di succo di lime
- Un pizzico di pepe nero

Indicazioni:

1. Nel tuo frullatore, unisci le olive con la menta e gli altri ingredienti, frulla bene, dividi in ciotole e servi.

Nutrizione: calorie 287, grassi 13,3, fibre 4,7, carboidrati 17,4, proteine 2,4

Cipolle Di Cocco Dip

Tempo di preparazione: 5 minuti
Tempo di cottura: 0 minuti
Porzioni: 4

Ingredienti:

- 4 cipollotti, tritati
- 1 scalogno, tritato
- 1 cucchiaio di succo di lime
- Un pizzico di pepe nero
- 2 once di mozzarella a basso contenuto di grassi, sminuzzata
- 1 tazza di crema al cocco
- 1 cucchiaio di prezzemolo tritato

Indicazioni:

1. In un frullatore, unire i cipollotti allo scalogno e agli altri ingredienti, frullare bene, dividere in ciotole e servire come salsa di festa.

Nutrizione: calorie 271, grassi 15,3, fibre 5, carboidrati 15,9, proteine 6,9

Pinoli e salsa di cocco

Tempo di preparazione: 5 minuti
Tempo di cottura: 0 minuti
Porzioni: 4

Ingredienti:
- 8 once di crema di cocco
- 1 cucchiaio di pinoli, tritati
- 2 cucchiai di prezzemolo tritato
- Un pizzico di pepe nero

Indicazioni:
1. In una ciotola unire la panna con i pinoli e il resto degli ingredienti, sbattere bene, dividere in ciotole e servire.

Nutrizione: calorie 281, grassi 13, fibre 4.8, carboidrati 16, proteine 3.56

Salsa di rucola e cetrioli

Tempo di preparazione: 5 minuti
Tempo di cottura: 0 minuti
Porzioni: 4

Ingredienti:

- 4 scalogni, tritati
- 2 pomodori a cubetti
- 4 cetrioli, tagliati a cubetti
- 1 cucchiaio di aceto balsamico
- 1 tazza di foglie di rucola baby
- 2 cucchiai di succo di limone
- 2 cucchiai di olio d'oliva
- Un pizzico di pepe nero

Indicazioni:

1. In una ciotola unire lo scalogno ai pomodori e agli altri ingredienti, mescolare, dividere in ciotoline e servire come spuntino.

Nutrizione: calorie 139, grassi 3.8, fibre 4.5, carboidrati 14, proteine 5.4

Salsa al formaggio

Tempo di preparazione: 5 minuti
Tempo di cottura: 0 minuti
Porzioni: 6

Ingredienti:
- 1 cucchiaio di menta, tritata
- 1 cucchiaio di origano, tritato
- 10 once di crema di formaggio senza grassi
- ½ tazza di zenzero, a fette
- 2 cucchiai di cocco aminos

Indicazioni:
1. Nel tuo frullatore, unisci la crema di formaggio con lo zenzero e gli altri ingredienti, frulla bene, dividi in coppette e servi.

Nutrizione: calorie 388, grassi 15,4, fibre 6, carboidrati 14,3, proteine 6

Salsa allo yogurt alla paprika

Tempo di preparazione: 5 minuti
Tempo di cottura: 0 minuti
Porzioni: 4

Ingredienti:
- 3 tazze di yogurt magro
- 2 cipollotti, tritati
- 1 cucchiaino di paprika dolce
- ¼ di tazza di mandorle tritate
- ¼ di tazza di aneto, tritato

Indicazioni:
1. In una ciotola unire lo yogurt con le cipolle e gli altri ingredienti, frullare, dividere in ciotole e servire.

Nutrizione: calorie 181, grassi 12,2, fibre 6, carboidrati 14,1, proteine 7

Salsa di cavolfiore

Tempo di preparazione: 5 minuti
Tempo di cottura: 0 minuti
Porzioni: 4

Ingredienti:
- 1 libbra di cimette di cavolfiore, sbollentate
- 1 tazza di olive kalamata, snocciolate e tagliate a metà
- 1 tazza di pomodorini, tagliati a metà
- 1 cucchiaio di olio d'oliva
- 1 cucchiaio di succo di lime
- Un pizzico di pepe nero

Indicazioni:
1. In una ciotola unire il cavolfiore alle olive e agli altri ingredienti, mescolare e servire.

Nutrizione: calorie 139, grassi 4, fibre 3,6, carboidrati 5,5, proteine 3,4

Crema Di Gamberetti

Tempo di preparazione: 5 minuti
Tempo di cottura: 0 minuti
Porzioni: 4

Ingredienti:
- 8 once di crema di cocco
- 1 libbra di gamberetti, cotti, pelati, puliti e tritati
- 2 cucchiai di aneto, tritato
- 2 cipollotti, tritati
- 1 cucchiaio di coriandolo tritato
- Un pizzico di pepe nero

Indicazioni:
1. In una ciotola unire i gamberi con la panna e gli altri ingredienti, frullare e servire come crema spalmabile.

Nutrizione: calorie 362, grassi 14,3, fibre 6, carboidrati 14,6, proteine 5,9

Salsa alla pesca

Tempo di preparazione: 4 minuti
Tempo di cottura: 0 minuti
Porzioni: 4

Ingredienti:
- 4 pesche, private del nocciolo e tagliate a cubetti
- 1 tazza di olive kalamata, snocciolate e tagliate a metà
- 1 avocado, snocciolato, sbucciato e tagliato a cubetti
- 1 tazza di pomodorini, tagliati a metà
- 1 cucchiaio di olio d'oliva
- 1 cucchiaio di succo di lime
- 1 cucchiaio di coriandolo tritato

Indicazioni:
1. In una ciotola unire le pesche con le olive e gli altri ingredienti, mescolare bene e servire freddo.

Nutrizione: calorie 200, grassi 7,5, fibre 5, carboidrati 13,3, proteine 4,9

Chips di carote

Tempo di preparazione: 10 minuti
Tempo di cottura: 20 minuti
Porzioni: 4

Ingredienti:
- 4 carote, tagliate a fettine sottili
- 2 cucchiai di olio d'oliva
- Un pizzico di pepe nero
- 1 cucchiaino di paprika dolce
- ½ cucchiaino di curcuma in polvere
- Un pizzico di peperoncino a scaglie

Indicazioni:
1. In una ciotola unire le scaglie di carota con l'olio e gli altri ingredienti e mescolare.
2. Distribuire le patatine su una teglia foderata, infornare a 400 ° F per 25 minuti, dividere in ciotole e servire come spuntino.

Nutrizione: calorie 180, grassi 3, fibre 3.3, carboidrati 5.8, proteine 1.3

Bocconcini Di Asparagi

Tempo di preparazione: 4 minuti
Tempo di cottura: 20 minuti
Porzioni: 4

Ingredienti:
- 2 cucchiai di olio di cocco, sciolto
- 1 libbra di asparagi, tagliati e tagliati a metà
- 1 cucchiaino di aglio in polvere
- 1 cucchiaino di rosmarino essiccato
- 1 cucchiaino di peperoncino in polvere

Indicazioni:
1. In una ciotola, mescolare gli asparagi con l'olio e gli altri ingredienti, mescolare, spalmare su una teglia foderata e infornare a 400 gradi per 20 minuti.
2. Dividete in ciotole e servite fredde come spuntino.

Nutrizione: calorie 170, grassi 4,3, fibre 4, carboidrati 7, proteine 4,5

Ciotole Di Fichi Al Forno

Tempo di preparazione: 4 minuti
Tempo di cottura: 12 minuti
Porzioni: 4

Ingredienti:
- 8 fichi, tagliati a metà
- 1 cucchiaio di olio di avocado
- 1 cucchiaino di noce moscata, macinata

Indicazioni:
1. In una teglia unire i fichi con l'olio e la noce moscata, mescolare e infornare a 400 gradi per 12 minuti.
2. Dividete i fichi in ciotoline e servite come spuntino.

Nutrizione: calorie 180, grassi 4.3, fibra 2, carboidrati 2, proteine 3.2

Salsa di cavolo e gamberetti

Tempo di preparazione: 5 minuti
Tempo di cottura: 6 minuti
Porzioni: 4

Ingredienti:

- 2 tazze di cavolo rosso, sminuzzato
- 1 libbra di gamberetti, pelati e puliti
- 1 cucchiaio di olio d'oliva
- Un pizzico di pepe nero
- 2 cipollotti, tritati
- 1 tazza di pomodori, tagliati a cubetti
- ½ cucchiaino di aglio in polvere

Indicazioni:

1. Riscaldare una padella con l'olio a fuoco medio, aggiungere i gamberi, mescolare e cuocere per 3 minuti per lato.
2. In una ciotola unire la verza con i gamberi e gli altri ingredienti, mescolare, dividere in piccole ciotole e servire.

Nutrizione: calorie 225, grassi 9,7, fibre 5,1, carboidrati 11,4, proteine 4,5

Spicchi di Avocado

Tempo di preparazione: 5 minuti
Tempo di cottura: 10 minuti
Porzioni: 4

Ingredienti:
- 2 avocado, sbucciati, snocciolati e tagliati a spicchi
- 1 cucchiaio di olio di avocado
- 1 cucchiaio di succo di lime
- 1 cucchiaino di coriandolo, macinato

Indicazioni:
1. Distribuire gli spicchi di avocado su una teglia foderata, aggiungere l'olio e gli altri ingredienti, mescolare e infornare a 300 gradi per 10 minuti.
2. Divideteli in coppette e servite come spuntino.

Nutrizione: calorie 212, grassi 20,1, fibre 6,9, carboidrati 9,8, proteine 2

Salsa al limone

Tempo di preparazione: 4 minuti
Tempo di cottura: 0 minuti
Porzioni: 4

Ingredienti:
- 1 tazza di crema di formaggio magro
- Pepe nero al gusto
- ½ tazza di succo di limone
- 1 cucchiaio di coriandolo tritato
- 3 spicchi d'aglio, tritati

Indicazioni:
1. Nel tuo robot da cucina, mescola la crema di formaggio con il succo di limone e gli altri ingredienti, frulla bene, dividi in ciotole e servi.

Nutrizione: calorie 213, grassi 20,5, fibre 0,2, carboidrati 2,8, proteine 4,8

Salsa di patate dolci

Tempo di preparazione: 10 minuti
Tempo di cottura: 40 minuti
Porzioni: 4

Ingredienti:
- 1 tazza di patate dolci, sbucciate e tagliate a cubetti
- 1 cucchiaio di brodo vegetale a basso contenuto di sodio
- Spray da cucina
- 2 cucchiai di crema di cocco
- 2 cucchiaini di rosmarino essiccato
- Pepe nero al gusto

Indicazioni:
1. In una teglia unire le patate con il brodo e gli altri ingredienti, mescolare, infornare a 365 gradi per 40 minuti, trasferire nel frullatore, sbattere bene, dividere in ciotoline e servire

Nutrizione: calorie 65, grassi 2,1, fibre 2, carboidrati 11,3, proteine 0,8

Salsa Di Fagioli

Tempo di preparazione: 5 minuti
Tempo di cottura: 0 minuti
Porzioni: 4

Ingredienti:
- 1 tazza di fagioli neri in scatola, senza sale aggiunto, scolati
- 1 tazza di fagioli rossi in scatola, senza sale aggiunto, scolati
- 1 cucchiaino di aceto balsamico
- 1 tazza di pomodorini, a cubetti
- 1 cucchiaio di olio d'oliva
- 2 scalogni, tritati

Indicazioni:
1. In una ciotola, unire i fagioli con l'aceto e gli altri ingredienti, mescolare e servire come spuntino di festa.

Nutrizione: calorie 362, grassi 4.8, fibre 14.9, carboidrati 61, proteine 21.4

Salsa Di Fagiolini

Tempo di preparazione: 10 minuti
Tempo di cottura: 10 minuti
Porzioni: 4

Ingredienti:
- 1 libbra di fagiolini, tagliati e tagliati a metà
- 1 cucchiaio di olio d'oliva
- 2 cucchiaini di capperi, scolati
- 6 once di olive verdi, snocciolate e affettate
- 4 spicchi d'aglio, tritati
- 1 cucchiaio di succo di lime
- 1 cucchiaio di origano, tritato
- Pepe nero al gusto

Indicazioni:
1. Riscaldare una padella con l'olio a fuoco medio-alto, aggiungere l'aglio ei fagiolini, mescolare e cuocere per 3 minuti.
2. Aggiungere il resto degli ingredienti, mescolare, cuocere per altri 7 minuti, dividere in coppette e servire freddo.

Nutrizione: calorie 111, grassi 6.7, fibre 5.6, carboidrati 13.2, proteine 2.9

Crema di carote

Tempo di preparazione: 10 minuti
Tempo di cottura: 30 minuti
Porzioni: 4

Ingredienti:
- 1 libbra di carote, sbucciate e tritate
- ½ tazza di noci tritate
- 2 tazze di brodo vegetale a basso contenuto di sodio
- 1 tazza di crema al cocco
- 1 cucchiaio di rosmarino tritato
- 1 cucchiaino di aglio in polvere
- ¼ di cucchiaino di paprika affumicata

Indicazioni:
1. In un pentolino mescolate le carote con il brodo, le noci e gli altri ingredienti tranne la panna e il rosmarino, mescolate, portate a ebollizione a fuoco medio, fate cuocere per 30 minuti, scolate e trasferite in un frullatore.
2. Aggiungere la panna, frullare bene il composto, dividere in ciotole, cospargere di rosmarino e servire.

Nutrizione: calorie 201, grassi 8,7, fibre 3,4, carboidrati 7,8, proteine 7,7

Salsa Di Pomodoro

Tempo di preparazione: 10 minuti
Tempo di cottura: 10 minuti
Porzioni: 4

Ingredienti:
- 1 libbra di pomodori, pelati e tritati
- ½ tazza di aglio, tritato
- 2 cucchiai di olio d'oliva
- Un pizzico di pepe nero
- 2 scalogni, tritati
- 1 cucchiaino di timo, essiccato

Indicazioni:
1. Scaldare una padella con l'olio a fuoco medio-alto, aggiungere l'aglio e lo scalogno, mescolare e far rosolare per 2 minuti.
2. Aggiungere i pomodori e gli altri ingredienti, cuocere per altri 8 minuti e trasferire in un frullatore.
3. Mescolate bene, dividete in coppette e servite come spuntino.

Nutrizione: calorie 232, grassi 11,3, fibre 3,9, carboidrati 7,9, proteine 4,5

Ciotole Di Salmone

Tempo di preparazione: 10 minuti
Tempo di cottura: 0 minuti
Porzioni: 6

Ingredienti:
- 1 cucchiaio di olio di avocado
- 1 cucchiaio di aceto balsamico
- ½ cucchiaino di origano essiccato
- 1 tazza di salmone affumicato, senza sale aggiunto, disossato, senza pelle e tagliato a cubetti
- 1 tazza di salsa
- 4 tazze di spinaci baby

Indicazioni:
1. In una ciotola unire il salmone con la salsa e gli altri ingredienti, mescolare, dividere in coppette e servire.

Nutrizione: calorie 281, grassi 14,4, fibre 7,4, carboidrati 18,7, proteine 7,4

Pomodoro e Salsa Di Mais

Tempo di preparazione: 4 minuti
Tempo di cottura: 0 minuti
Porzioni: 4

Ingredienti:
- 3 tazze di mais
- 2 tazze di pomodori a cubetti
- 2 cipolle verdi, tritate
- 2 cucchiai di olio d'oliva
- 1 peperoncino rosso, tritato
- ½ cucchiaio di erba cipollina tritata

Indicazioni:
1. In un'insalatiera unire i pomodori con il mais e gli altri ingredienti, mescolare e servire freddo come spuntino.

Nutrizione: calorie 178, grassi 8,6, fibre 4,5, carboidrati 25,9, proteine 4,7

Funghi Al Forno

Tempo di preparazione: 10 minuti
Tempo di cottura: 25 minuti
Porzioni: 4

Ingredienti:
- Cappucci a fungo piccoli da 1 libbra
- 2 cucchiai di olio d'oliva
- 1 cucchiaio di erba cipollina tritata
- 1 cucchiaio di rosmarino tritato
- Pepe nero al gusto

Indicazioni:
1. Mettere i funghi in una teglia da forno, aggiungere l'olio e il resto degli ingredienti, mescolare, infornare a 400 ° C per 25 minuti, dividere in ciotole e servire come spuntino.

Nutrizione: calorie 215, grassi 12,3, fibre 6,7, carboidrati 15,3, proteine 3,5

Fagioli Spalmabili

Tempo di preparazione: 5 minuti
Tempo di cottura: 0 minuti
Porzioni: 4

Ingredienti:
- ½ tazza di crema al cocco
- 1 cucchiaio di olio d'oliva
- 2 tazze di fagioli neri in scatola, senza sale aggiunto, scolati e sciacquati
- 2 cucchiai di cipolle verdi, tritate

Indicazioni:
1. In un frullatore unire i fagioli con la panna e gli altri ingredienti, sbattere bene, dividere in ciotole e servire.

Nutrizione: calorie 311, grassi 13,5, fibre 6, carboidrati 18,0, proteine 8

Salsa di finocchi al coriandolo

Tempo di preparazione: 5 minuti
Tempo di cottura: 0 minuti
Porzioni: 4

Ingredienti:

- 2 cipollotti tritati
- 2 finocchi, sminuzzati
- 1 peperoncino verde, tritato
- 1 pomodoro, tritato
- 1 cucchiaino di curcuma in polvere
- 1 cucchiaino di succo di lime
- 2 cucchiai di coriandolo tritato
- Pepe nero al gusto

Indicazioni:

1. In un'insalatiera mescolare il finocchio con le cipolle e gli altri ingredienti, mescolare, dividere in coppette e servire.

Nutrizione: calorie 310, grassi 11,5, fibre 5.1, carboidrati 22,3, proteine 6.5

Bocconcini di cavoletti di Bruxelles

Tempo di preparazione: 10 minuti
Tempo di cottura: 25 minuti
Porzioni: 4

Ingredienti:
- 1 libbra di cavoletti di Bruxelles, mondati e tagliati a metà
- 2 cucchiai di olio d'oliva
- 1 cucchiaio di cumino, macinato
- 1 tazza di aneto, tritato
- 2 spicchi d'aglio, tritati

Indicazioni:
1. In una teglia, unire i cavoletti di Bruxelles con l'olio e gli altri ingredienti, mescolare e infornare a 390 gradi per 25 minuti.
2. Dividi i germogli in ciotole e servi come spuntino.

Nutrizione: calorie 270, grassi 10,3, fibre 5,2, carboidrati 11,1, proteine 6

Bocconcini di noci balsamiche

Tempo di preparazione: 10 minuti
Tempo di cottura: 15 minuti
Porzioni: 4

Ingredienti:

- 2 tazze di noci
- 3 cucchiai di aceto rosso
- Un filo d'olio d'oliva
- Un pizzico di pepe di Caienna
- Un pizzico di peperoncino a scaglie
- Pepe nero al gusto

Indicazioni:

1. Distribuire le noci su una teglia foderata, aggiungere l'aceto e gli altri ingredienti, mescolare e cuocere a 400 gradi per 15 minuti.
2. Dividete le noci in ciotole e servite.

Nutrizione: calorie 280, grassi 12,2, fibra 2, carboidrati 15,8, proteine 6

Chips di rapanello

Tempo di preparazione: 10 minuti
Tempo di cottura: 20 minuti
Porzioni: 4

Ingredienti:
- 1 libbra di ravanelli, tagliati a fettine sottili
- Un pizzico di curcuma in polvere
- Pepe nero al gusto
- 2 cucchiai di olio d'oliva

Indicazioni:
1. Distribuire le chips di ravanello su una teglia foderata, aggiungere l'olio e gli altri ingredienti, mescolare e infornare a 400 gradi per 20 minuti.
2. Dividete le patatine in ciotole e servite.

Nutrizione: calorie 120, grassi 8,3, fibra 1, carboidrati 3,8, proteine 6

Insalata di porri e gamberetti

Tempo di preparazione: 4 minuti
Tempo di cottura: 0 minuti
Porzioni: 4

Ingredienti:

- 2 porri, affettati
- 1 tazza di coriandolo, tritato
- 1 libbra di gamberetti, pelati, puliti e cotti
- Succo di 1 lime
- 1 cucchiaio di scorza di lime, grattugiata
- 1 tazza di pomodorini, tagliati a metà
- 2 cucchiai di olio d'oliva
- Sale e pepe nero qb

Indicazioni:

1. In un'insalatiera mescolare i gamberi con i porri e gli altri ingredienti, mescolare, dividere in coppette e servire.

Nutrizione: calorie 280, grassi 9.1, fibre 5.2, carboidrati 12.6, proteine 5

Salsa di porri

Tempo di preparazione: 5 minuti
Tempo di cottura: 0 minuti
Porzioni: 4

Ingredienti:
- 1 cucchiaio di succo di limone
- ½ tazza di crema di formaggio magro
- 2 cucchiai di olio d'oliva
- Pepe nero al gusto
- 4 porri, tritati
- 1 cucchiaio di coriandolo tritato

Indicazioni:
1. In un frullatore, unire la crema di formaggio con i porri e gli altri ingredienti, frullare bene, dividere in ciotole e servire come salsa di festa.

Nutrizione: calorie 300, grassi 12,2, fibre 7,6, carboidrati 14,7, proteine 5,6

Slaw di peperoni

Tempo di preparazione: 5 minuti
Tempo di cottura: 0 minuti
Porzioni: 4

Ingredienti:
- ½ libbra di peperone rosso, tagliato a strisce sottili
- 3 cipolle verdi, tritate
- 1 cucchiaio di olio d'oliva
- 2 cucchiaini di zenzero grattugiato
- ½ cucchiaino di rosmarino essiccato
- 3 cucchiai di aceto balsamico

Indicazioni:
1. In un'insalatiera mescolare i peperoni con le cipolle e gli altri ingredienti, mescolare, dividere in coppette e servire.

Nutrizione: calorie 160, grassi 6, fibre 3, carboidrati 10,9, proteine 5,2

Crema di avocado

Tempo di preparazione: 4 minuti
Tempo di cottura: 0 minuti
Porzioni: 4

Ingredienti:
- 2 cucchiai di aneto, tritato
- 1 scalogno, tritato
- 2 spicchi d'aglio, tritati
- 2 avocado, sbucciati, snocciolati e tritati
- 1 tazza di crema al cocco
- 2 cucchiai di olio d'oliva
- 2 cucchiai di succo di lime
- Pepe nero al gusto

Indicazioni:
1. In un frullatore, unire gli avocado con lo scalogno, l'aglio e gli altri ingredienti, frullare bene, dividere in piccole ciotole e servire come spuntino.

Nutrizione: calorie 300, grassi 22,3, fibre 6,4, carboidrati 42, proteine 8,9

Salsa di mais

Tempo di preparazione: 30 minuti
Tempo di cottura: 0 minuti
Porzioni: 4

Ingredienti:
- Un pizzico di pepe di Caienna
- Un pizzico di pepe nero
- 2 tazze di mais
- 1 tazza di crema al cocco
- 2 cucchiai di succo di limone
- 2 cucchiai di olio di avocado

Indicazioni:
1. In un frullatore, unire il mais con la panna e gli altri ingredienti, frullare bene, dividere in ciotole e servire come salsa di festa.

Nutrizione: calorie 215, grassi 16,2, fibre 3,8, carboidrati 18,4, proteine 4

Barrette di fagioli

Tempo di preparazione: 2 ore
Tempo di cottura: 0 minuti
Porzioni: 12

Ingredienti:
- 1 tazza di fagioli neri in scatola, senza sale aggiunto, scolati
- 1 tazza di fiocchi di cocco, non zuccherati
- 1 tazza di burro magro
- ½ tazza di semi di chia
- ½ tazza di crema al cocco

Indicazioni:
1. In un frullatore unire i fagioli con i fiocchi di cocco e gli altri ingredienti, sbattere bene, stenderli in una padella quadrata, premere, tenere in frigo per 2 ore, affettare a barrette medie e servire.

Nutrizione: calorie 141, grassi 7, fibre 5, carboidrati 16,2, proteine 5

Mix di semi di zucca e patatine di mela

Tempo di preparazione: 10 minuti
Tempo di cottura: 2 ore
Porzioni: 4

Ingredienti:

- Spray da cucina
- 2 cucchiaini di noce moscata, macinata
- 1 tazza di semi di zucca
- 2 mele, private del torsolo e tagliate a fettine sottili

Indicazioni:

1. Disporre i semi di zucca e le scaglie di mela su una teglia foderata, cospargere dappertutto la noce moscata, ungerli con lo spray, introdurre in forno e infornare a 300 gradi per 2 ore.
2. Dividi in ciotole e servi come spuntino.

Nutrizione: calorie 80, grassi 0, fibre 3, carboidrati 7, proteine 4

Pomodori e salsa allo yogurt

Tempo di preparazione: 5 minuti
Tempo di cottura: 0 minuti
Porzioni: 4

Ingredienti:
- 2 tazze di yogurt greco senza grassi
- 1 cucchiaio di prezzemolo tritato
- ¼ di tazza di pomodori in scatola, senza sale aggiunto, tritati
- 2 cucchiai di erba cipollina tritata
- Pepe nero al gusto

Indicazioni:
1. In una ciotola mescolate lo yogurt con il prezzemolo e gli altri ingredienti, sbattete bene, dividete in ciotoline e servite come salsa di festa.

Nutrizione: calorie 78, grassi 0, fibre 0,2, carboidrati 10,6, proteine 8.2

Ciotole di barbabietola di Caienna

Tempo di preparazione: 10 minuti
Tempo di cottura: 35 minuti
Porzioni: 2

Ingredienti:

- 1 cucchiaino di pepe di Caienna
- 2 barbabietole, sbucciate e tagliate a cubetti
- 1 cucchiaino di rosmarino essiccato
- 1 cucchiaio di olio d'oliva
- 2 cucchiaini di succo di lime

Indicazioni:

1. In una teglia unire i bocconcini di barbabietola con il pepe di Caienna e gli altri ingredienti, mescolare, introdurre in forno, cuocere a 355 gradi per 35 minuti, dividere in piccole ciotole e servire come spuntino.

Nutrizione: calorie 170, grassi 12,2, fibre 7, carboidrati 15,1, proteine 6

Ciotole di noci e noci pecan

Tempo di preparazione: 10 minuti
Tempo di cottura: 10 minuti
Porzioni: 4

Ingredienti:
- 2 tazze di noci
- 1 tazza di noci pecan, tritate
- 1 cucchiaino di olio di avocado
- ½ cucchiaino di paprika dolce

Indicazioni:
1. Distribuire l'uva e le noci pecan su una teglia foderata, aggiungere l'olio e la paprika, mescolare e infornare a 400 gradi per 10 minuti.
2. Dividi in ciotole e servi come spuntino.

Nutrizione: calorie 220, grassi 12,4, fibre 3, carboidrati 12,9, proteine 5,6

Muffin Di Salmone Al Prezzemolo

Tempo di preparazione: 10 minuti
Tempo di cottura: 25 minuti
Porzioni: 4

Ingredienti:
- 1 tazza di mozzarella a basso contenuto di grassi, sminuzzata
- 8 once di salmone affumicato, senza pelle, disossato e tritato
- 1 tazza di farina di mandorle
- 1 uovo, sbattuto
- 1 cucchiaino di prezzemolo essiccato
- 1 spicchio d'aglio, tritato
- Pepe nero al gusto
- Spray da cucina

Indicazioni:
1. In una ciotola unire il salmone con la mozzarella e gli altri ingredienti tranne lo spray da cucina e mescolare bene.
2. Dividere questo composto in una teglia per muffin unta con lo spray da cucina, cuocere in forno a 375 gradi per 25 minuti e servire come spuntino.

Nutrizione: calorie 273, grassi 17, fibre 3,5, carboidrati 6,9, proteine 21,8

Ciotole Di Cipolla Perla Di Formaggio

Tempo di preparazione: 10 minuti
Tempo di cottura: 30 minuti
Porzioni: 8

Ingredienti:
- 20 cipolle bianche perla, sbucciate
- 3 cucchiai di prezzemolo tritato
- 1 cucchiaio di erba cipollina tritata
- Pepe nero al gusto
- 1 tazza di mozzarella a basso contenuto di grassi, grattugiata
- 1 cucchiaio di olio d'oliva

Indicazioni:
1. Stendere le cipolline su una teglia foderata, aggiungere l'olio, il prezzemolo, l'erba cipollina e il pepe nero e mescolare.
2. Cospargere la mozzarella sopra, infornare a 390 gradi per 30 minuti, dividere in ciotole e servire fredda come spuntino.

Nutrizione: calorie 136, grassi 2,7, fibre 6, carboidrati 25,9, proteine 4,1

Barrette di broccoli

Tempo di preparazione: 10 minuti
Tempo di cottura: 25 minuti
Porzioni: 8

Ingredienti:
- 1 libbra di fiori di broccoli, tritati
- ½ tazza di mozzarella a basso contenuto di grassi, sminuzzata
- 2 uova sbattute
- 1 cucchiaino di origano essiccato
- 1 cucchiaino di basilico, essiccato
- Pepe nero al gusto

Indicazioni:
1. In una ciotola mescolate i broccoli con il formaggio e gli altri ingredienti, mescolate bene, stendete in una teglia rettangolare e premete bene sul fondo.
2. Introdurre in forno a 380 ° C, infornare per 25 minuti, tagliare a barrette e servire freddo.

Nutrizione: calorie 46, grassi 1.3, fibre 1.8, carboidrati 4.2, proteine 5

Salsa di ananas e pomodoro

Tempo di preparazione: 10 minuti
Tempo di cottura: 40 minuti
Porzioni: 4

Ingredienti:
- 20 once di ananas in scatola, scolate e tagliate a cubetti
- 1 tazza di pomodori secchi, tagliati a cubetti
- 1 cucchiaio di basilico tritato
- 1 cucchiaio di olio di avocado
- 1 cucchiaino di succo di lime
- 1 tazza di olive nere, snocciolate e affettate
- Pepe nero al gusto

Indicazioni:
1. In una ciotola unire i cubetti di ananas con i pomodori e gli altri ingredienti, mescolare, dividere in coppette più piccole e servire come spuntino.

Nutrizione: calorie 125, grassi 4,3, fibre 3,8, carboidrati 23,6, proteine 1,5

Mix di Tacchino e Carciofi

Tempo di preparazione: 5 minuti
Tempo di cottura: 25 minuti
Porzioni: 4

Ingredienti:
- 2 cucchiai di olio d'oliva
- 1 petto di tacchino, senza pelle, disossato e affettato
- Un pizzico di pepe nero
- 1 cucchiaio di basilico tritato
- 3 spicchi d'aglio, tritati
- 14 once di carciofi in scatola, senza sale aggiunto, tritati
- 1 tazza di crema al cocco
- ¾ tazza di mozzarella a basso contenuto di grassi, sminuzzata

Indicazioni:
1. Scaldare una padella con l'olio a fuoco medio-alto, aggiungere la carne, l'aglio e il pepe nero, mescolare e cuocere per 5 minuti.
2. Aggiungere il resto degli ingredienti tranne il formaggio, mescolare e cuocere a fuoco medio per 15 minuti.
3. Cospargere il formaggio, cuocere il tutto ancora per 5 minuti, dividere tra i piatti e servire.

Nutrizione: calorie 300, grassi 22,2, fibre 7,2, carboidrati 16,5, proteine 13,6

Origano Turchia Mix

Tempo di preparazione: 10 minuti
Tempo di cottura: 30 minuti
Porzioni: 4

Ingredienti:
- 2 cucchiai di olio di avocado
- 1 cipolla rossa, tritata
- 2 spicchi d'aglio, tritati
- Un pizzico di pepe nero
- 1 cucchiaio di origano, tritato
- 1 petto di tacchino grande, senza pelle, disossato e tagliato a cubetti
- 1 tazza e ½ di brodo di manzo a basso contenuto di sodio
- 1 cucchiaio di erba cipollina tritata

Indicazioni:
1. Scaldare una padella con l'olio a fuoco medio, aggiungere la cipolla, mescolare e far rosolare per 3 minuti.
2. Aggiungere l'aglio e la carne, mescolare e cuocere per altri 3 minuti.
3. Aggiungere il resto degli ingredienti, mescolare, cuocere a fuoco medio per 25 minuti, dividere tra i piatti e servire.

Nutrizione: calorie 76, grassi 2.1, fibre 1.7, carboidrati 6.4, proteine 8.3

Pollo all'arancia

Tempo di preparazione: 10 minuti
Tempo di cottura: 35 minuti
Porzioni: 4

Ingredienti:
- 1 cucchiaio di olio di avocado
- 1 libbra di petto di pollo, senza pelle, disossato e tagliato a metà
- 2 spicchi d'aglio, tritati
- 2 scalogni, tritati
- ½ tazza di succo d'arancia
- 1 cucchiaio di scorza d'arancia grattugiata
- 3 cucchiai di aceto balsamico
- 1 cucchiaino di rosmarino tritato

Indicazioni:
1. Riscaldare una padella con l'olio a fuoco medio-alto, aggiungere lo scalogno e l'aglio, mescolare e far rosolare per 2 minuti.
2. Aggiungere la carne, mescolare delicatamente e cuocere per altri 3 minuti.
3. Aggiungere il resto degli ingredienti, mescolare, introdurre la teglia in forno e infornare a 340 ° C per 30 minuti.
4. Dividete tra i piatti e servite.

Nutrizione: calorie 159, grassi 3,4, fibre 0,5, carboidrati 5,4, proteine 24,6

Aglio Tacchino e Funghi

Tempo di preparazione: 10 minuti
Tempo di cottura: 40 minuti
Porzioni: 4

Ingredienti:

- 1 petto di tacchino disossato, senza pelle e tagliato a cubetti
- ½ libbra di funghi bianchi, tagliati a metà
- 1/3 di tazza di aminoacidi al cocco
- 2 spicchi d'aglio, tritati
- 2 cucchiai di olio d'oliva
- Un pizzico di pepe nero
- 2 cipolle verdi, tritate
- 3 cucchiai di salsa all'aglio
- 1 cucchiaio di rosmarino tritato

Indicazioni:

1. Riscaldare una padella con l'olio a fuoco medio, aggiungere le cipolle verdi, la salsa all'aglio e l'aglio e far rosolare per 5 minuti.
2. Aggiungere la carne e rosolarla per altri 5 minuti.
3. Aggiungere il resto degli ingredienti, introdurre in forno e infornare a 390 gradi per 30 minuti.
4. Dividete il composto tra i piatti e servite.

Nutrizione: calorie 154, grassi 8.1, fibre 1.5, carboidrati 11.5, proteine 9.8

Pollo e Olive

Tempo di preparazione: 10 minuti
Tempo di cottura: 25 minuti
Porzioni: 4

Ingredienti:
- Petti di pollo da 1 libbra, senza pelle, disossati e tagliati grossolanamente a cubetti
- Un pizzico di pepe nero
- 1 cucchiaio di olio di avocado
- 1 cipolla rossa, tritata
- 1 tazza di latte di cocco
- 1 cucchiaio di succo di limone
- 1 tazza di olive kalamata, snocciolate e affettate
- ¼ di tazza di coriandolo, tritato

Indicazioni:
1. Scaldare una padella con l'olio a fuoco medio-alto, aggiungere la cipolla e la carne e far rosolare per 5 minuti.
2. Aggiungere il resto degli ingredienti, mescolare, portare a ebollizione e cuocere a fuoco medio per altri 20 minuti.
3. Dividete tra i piatti e servite.

Nutrizione: calorie 409, grassi 26,8, fibre 3,2, carboidrati 8,3, proteine 34,9

Misto Balsamico di Tacchino e Pesche

Tempo di preparazione: 10 minuti
Tempo di cottura: 25 minuti
Porzioni: 4

Ingredienti:
- 1 cucchiaio di olio di avocado
- 1 petto di tacchino, senza pelle, disossato e affettato
- Un pizzico di pepe nero
- 1 cipolla gialla, tritata
- 4 pesche, private del nocciolo e tagliate a spicchi
- ¼ di tazza di aceto balsamico
- 2 cucchiai di erba cipollina tritata

Indicazioni:
1. Scaldare una padella con l'olio a fuoco medio-alto, aggiungere la carne e la cipolla, mescolare e far rosolare per 5 minuti.
2. Aggiungere il resto degli ingredienti tranne l'erba cipollina, mescolare delicatamente e infornare a 390 gradi per 20 minuti.
3. Dividete il tutto tra i piatti e servite con l'erba cipollina spolverata sopra.

Nutrizione: calorie 123, grassi 1,6, fibre 3,3, carboidrati 18,8, proteine 9,1

Pollo al cocco e spinaci

Tempo di preparazione: 10 minuti
Tempo di cottura: 25 minuti
Porzioni: 4

Ingredienti:
- 1 cucchiaio di olio di avocado
- 1 libbra di petto di pollo, senza pelle, disossato e tagliato a cubetti
- ½ cucchiaino di basilico essiccato
- Un pizzico di pepe nero
- ¼ di tazza di brodo vegetale a basso contenuto di sodio
- 2 tazze di spinaci baby
- 2 scalogni, tritati
- 2 spicchi d'aglio, tritati
- ½ cucchiaino di paprika dolce
- 2/3 di tazza di crema al cocco
- 2 cucchiai di coriandolo tritato

Indicazioni:
1. Scaldare una padella con l'olio a fuoco medio-alto, aggiungere la carne, il basilico, il pepe nero e far rosolare per 5 minuti.
2. Aggiungere lo scalogno e l'aglio e cuocere per altri 5 minuti.
3. Aggiungere il resto degli ingredienti, mescolare, portare a ebollizione e cuocere a fuoco medio per altri 15 minuti.
4. Dividete tra i piatti e servite ben caldo.

Nutrizione: calorie 237, grassi 12,9, fibre 1,6, carboidrati 4,7, proteine 25,8

Mix di pollo e asparagi

Tempo di preparazione: 10 minuti
Tempo di cottura: 25 minuti
Porzioni: 4

Ingredienti:
- 2 petti di pollo, senza pelle, disossati e tagliati a cubetti
- 2 cucchiai di olio di avocado
- 2 cipollotti, tritati
- 1 mazzetto di asparagi, mondati e tagliati a metà
- ½ cucchiaino di paprika dolce
- Un pizzico di pepe nero
- 14 once di pomodori in scatola, senza sale aggiunto, scolati e tritati

Indicazioni:
1. Scaldare una padella con l'olio a fuoco medio-alto, aggiungere la carne e i cipollotti, mescolare e cuocere per 5 minuti.
2. Aggiungere gli asparagi e gli altri ingredienti, mescolare, coprire la padella e cuocere a fuoco medio per 20 minuti.
3. Dividete tutto tra i piatti e servite.

Nutrizione: calorie 171, grassi 6.4, fibre 2,6, carboidrati 6.4, proteine 22.2

Tacchino e Broccoli Cremosi

Tempo di preparazione: 10 minuti
Tempo di cottura: 25 minuti
Porzioni: 4

Ingredienti:
- 1 cucchiaio di olio d'oliva
- 1 petto di tacchino grande, senza pelle, disossato e tagliato a cubetti
- 2 tazze di fiori di broccoli
- 2 scalogni, tritati
- 2 spicchi d'aglio, tritati
- 1 cucchiaio di basilico tritato
- 1 cucchiaio di coriandolo tritato
- ½ tazza di crema al cocco

Indicazioni:
1. Riscaldare una padella con l'olio a fuoco medio-alto, aggiungere la carne, lo scalogno e l'aglio, mescolare e far rosolare per 5 minuti.
2. Aggiungere i broccoli e gli altri ingredienti, mescolare il tutto, cuocere per 20 minuti a fuoco medio, dividere tra i piatti e servire.

Nutrizione: calorie 165, grassi 11,5, fibre 2,1, carboidrati 7,9, proteine 9,6

Mix di fagioli verdi con pollo e aneto

Tempo di preparazione: 10 minuti
Tempo di cottura: 25 minuti
Porzioni: 4

Ingredienti:
- 2 cucchiai di olio d'oliva
- 10 once di fagiolini, mondati e tagliati a metà
- 1 cipolla gialla, tritata
- 1 cucchiaio di aneto, tritato
- 2 petti di pollo, senza pelle, disossati e tagliati a metà
- 2 tazze di salsa di pomodoro, senza sale aggiunto
- ½ cucchiaino di peperoncino a scaglie, schiacciato

Indicazioni:
1. Scaldate una padella con l'olio a fuoco medio-alto, aggiungete la cipolla e la carne e fatela rosolare per 2 minuti per lato.
2. Aggiungere i fagiolini e gli altri ingredienti, mescolare, introdurre in forno e infornare a 380 gradi per 20 minuti.
3. Dividete tra i piatti e servite subito.

Nutrizione: calorie 391, grassi 17,8, fibre 5, carboidrati 14,8, proteine 43,9

Zucchine di pollo e peperoncino

Tempo di preparazione: 5 minuti
Tempo di cottura: 25 minuti
Porzioni: 4

Ingredienti:
- 1 libbra di petti di pollo, senza pelle, disossati e tagliati a cubetti
- 1 tazza di brodo di pollo a basso contenuto di sodio
- 2 zucchine, tagliate grossolanamente a cubetti
- 1 cucchiaio di olio d'oliva
- 1 tazza di pomodori in scatola, senza sale aggiunto, tritati
- 1 cipolla gialla, tritata
- 1 cucchiaino di peperoncino in polvere
- 1 cucchiaio di coriandolo tritato

Indicazioni:
1. Scaldare una padella con l'olio a fuoco medio-alto, aggiungere la carne e la cipolla, mescolare e far rosolare per 5 minuti.
2. Aggiungere le zucchine e il resto degli ingredienti, mescolare delicatamente, abbassare la fiamma a media e cuocere per 20 minuti.
3. Dividete tutto tra i piatti e servite.

Nutrizione: calorie 284, grassi 12,3, fibre 2,4, carboidrati 8, proteine 35

Mix di avocado e pollo

Tempo di preparazione: 10 minuti
Tempo di cottura: 20 minuti
Porzioni: 4

Ingredienti:
- 2 petti di pollo, senza pelle, disossati e tagliati a metà
- Succo di ½ limone
- 2 cucchiai di olio d'oliva
- 2 spicchi d'aglio, tritati
- ½ tazza di brodo vegetale a basso contenuto di sodio
- 1 avocado, sbucciato, snocciolato e tagliato a spicchi
- Un pizzico di pepe nero

Indicazioni:
1. Scaldare una padella con l'olio a fuoco medio, aggiungere l'aglio e la carne e far rosolare per 2 minuti per lato.
2. Aggiungere il succo di limone e gli altri ingredienti, portare a ebollizione e cuocere a fuoco medio per 15 minuti.
3. Dividete l'intero mix tra i piatti e servite.

Nutrizione: calorie 436, grassi 27,3, fibre 3,6, carboidrati 5,6, proteine 41,8

Turchia e Bok Choy

Tempo di preparazione: 10 minuti
Tempo di cottura: 20 minuti
Porzioni: 4

Ingredienti:

- 1 petto di tacchino, disossato, senza pelle e tagliato a cubetti
- 2 scalogni, tritati
- 1 libbra di bok choy, spezzettato
- 2 cucchiai di olio d'oliva
- ½ cucchiaino di zenzero grattugiato
- Un pizzico di pepe nero
- ½ tazza di brodo vegetale a basso contenuto di sodio

Indicazioni:

1. Riscaldare una pentola con l'olio a fuoco medio-alto, aggiungere lo scalogno e lo zenzero e rosolare per 2 minuti.
2. Aggiungere la carne e far rosolare per altri 5 minuti.
3. Aggiungere il resto degli ingredienti, mescolare, cuocere a fuoco lento per altri 13 minuti, dividere tra i piatti e servire.

Nutrizione: calorie 125, grassi 8, fibre 1.7, carboidrati 5.5, proteine 9.3

Pollo con Cipolla Rossa Mix

Tempo di preparazione: 10 minuti
Tempo di cottura: 25 minuti
Porzioni: 4

Ingredienti:

- 2 petti di pollo, senza pelle, disossati e tagliati grossolanamente a cubetti
- 3 cipolle rosse, affettate
- 2 cucchiai di olio d'oliva
- 1 tazza di brodo vegetale a basso contenuto di sodio
- Un pizzico di pepe nero
- 1 cucchiaio di coriandolo tritato
- 1 cucchiaio di erba cipollina tritata

Indicazioni:

1. Scaldare una padella con l'olio a fuoco medio, aggiungere le cipolle e un pizzico di pepe nero, e rosolare per 10 minuti mescolando spesso.
2. Aggiungere il pollo e cuocere per altri 3 minuti.
3. Aggiungere il resto degli ingredienti, portare a ebollizione e cuocere a fuoco medio per altri 12 minuti.
4. Dividete il composto di pollo e cipolle tra i piatti e servite.

Nutrizione: calorie 364, grassi 17,5, fibre 2,1, carboidrati 8,8, proteine 41,7

Tacchino caldo e riso

Tempo di preparazione: 10 minuti
Tempo di cottura: 42 minuti
Porzioni: 4

Ingredienti:
- 1 petto di tacchino, senza pelle, disossato e tagliato a cubetti
- 1 tazza di riso bianco
- 2 tazze di brodo vegetale a basso contenuto di sodio
- 1 cucchiaino di paprika piccante
- 2 peperoni serrano piccoli, tritati
- 2 spicchi d'aglio, tritati
- 2 cucchiai di olio d'oliva
- ½ peperone rosso tritato
- Un pizzico di pepe nero

Indicazioni:
1. Riscaldare una padella con l'olio a fuoco medio, aggiungere i peperoni serrano e l'aglio e far rosolare per 2 minuti.
2. Aggiungere la carne e rosolarla per 5 minuti.
3. Aggiungere il riso e gli altri ingredienti, portare a ebollizione e cuocere a fuoco medio per 35 minuti.
4. Mescolate, dividete tra i piatti e servite.

Nutrizione: calorie 271, grassi 7,7, fibre 1,7, carboidrati 42, proteine 7,8

Porro e pollo al limone

Tempo di preparazione: 10 minuti
Tempo di cottura: 40 minuti
Porzioni: 4

Ingredienti:
- 1 libbra di petto di pollo, senza pelle, disossato e tagliato a cubetti
- Un pizzico di pepe nero
- 2 cucchiai di olio di avocado
- 1 cucchiaio di salsa di pomodoro, senza sale aggiunto
- 1 tazza di brodo vegetale a basso contenuto di sodio
- 4 porri, tritati grossolanamente
- ½ tazza di succo di limone

Indicazioni:
1. Riscaldare una padella con l'olio a fuoco medio, aggiungere i porri, mescolare e far rosolare per 10 minuti.
2. Aggiungere il pollo e gli altri ingredienti, mescolare, cuocere a fuoco medio per altri 20 minuti, dividere tra i piatti e servire.

Nutrizione: calorie 199, grassi 13,3, fibre 5, carboidrati 7,6, proteine 17,4

Tacchino con Mix di Cavolo Verza

Tempo di preparazione: 10 minuti
Tempo di cottura: 35 minuti
Porzioni: 4

Ingredienti:
- 1 petto di tacchino grande, senza pelle, disossato e tagliato a cubetti
- 1 tazza di brodo di pollo a basso contenuto di sodio
- 1 cucchiaio di olio di cocco, sciolto
- 1 verza, sminuzzata
- 1 cucchiaino di peperoncino in polvere
- 1 cucchiaino di paprika dolce
- 1 spicchio d'aglio, tritato
- 1 cipolla gialla, tritata
- Un pizzico di sale e pepe nero

Indicazioni:
1. Riscaldare una padella con l'olio a fuoco medio, aggiungere la carne e far rosolare per 5 minuti.
2. Aggiungere l'aglio e la cipolla, mescolare e rosolare per altri 5 minuti.
3. Aggiungere la verza e gli altri ingredienti, mescolare, portare a ebollizione e cuocere a fuoco medio per 25 minuti.
4. Dividete tutto tra i piatti e servite.

Nutrizione: calorie 299, grassi 14,5, fibre 5, carboidrati 8,8, proteine 12,6

Pollo con scalogno alla paprika

Tempo di preparazione: 10 minuti
Tempo di cottura: 30 minuti
Porzioni: 4

Ingredienti:
- 1 libbra di petto di pollo, senza pelle, disossato e affettato
- 4 scalogni, tritati
- 1 cucchiaio di olio d'oliva
- 1 cucchiaio di paprika dolce
- 1 tazza di brodo di pollo a basso contenuto di sodio
- 1 cucchiaio di zenzero, grattugiato
- 1 cucchiaino di origano essiccato
- 1 cucchiaino di cumino, macinato
- 1 cucchiaino di pimento, macinato
- ½ tazza di coriandolo tritato
- Un pizzico di pepe nero

Indicazioni:
1. Riscaldare una padella con l'olio a fuoco medio, aggiungere lo scalogno e la carne e far rosolare per 5 minuti.
2. Aggiungere il resto degli ingredienti, mescolare, introdurre in forno e infornare a 390 gradi per 25 minuti.
3. Dividete il composto di pollo e scalogno tra i piatti e servite.

Nutrizione: calorie 295, grassi 12,5, fibre 6,9, carboidrati 22,4, proteine 15,6

Salsa Di Pollo E Senape

Tempo di preparazione: 10 minuti
Tempo di cottura: 35 minuti
Porzioni: 4

Ingredienti:
- Cosce di pollo da 1 libbra, disossate e senza pelle
- 1 cucchiaio di olio di avocado
- 2 cucchiai di senape
- 1 scalogno, tritato
- 1 tazza di brodo di pollo a basso contenuto di sodio
- Un pizzico di sale e pepe nero
- 3 spicchi d'aglio, tritati
- ½ cucchiaino di basilico essiccato

Indicazioni:
1. Riscaldare una padella con l'olio a fuoco medio, aggiungere lo scalogno, l'aglio e il pollo e far rosolare il tutto per 5 minuti.
2. Aggiungere la senape e il resto degli ingredienti, mescolare delicatamente, portare a ebollizione e cuocere a fuoco medio per 30 minuti.
3. Dividete il tutto tra i piatti e servite ben caldo.

Nutrizione: calorie 299, grassi 15,5, fibre 6,6, carboidrati 30,3, proteine 12,5

Mix di pollo e sedano

Tempo di preparazione: 10 minuti
Tempo di cottura: 35 minuti
Porzioni: 4

Ingredienti:
- Un pizzico di pepe nero
- 2 libbre di petto di pollo, senza pelle, disossato e tagliato a cubetti
- 2 cucchiai di olio d'oliva
- 1 tazza di sedano, tritato
- 3 spicchi d'aglio, tritati
- 1 peperone poblano, tritato
- 1 tazza di brodo vegetale a basso contenuto di sodio
- 1 cucchiaino di peperoncino in polvere
- 2 cucchiai di erba cipollina tritata

Indicazioni:
1. Scaldare una padella con l'olio a fuoco medio, aggiungere l'aglio, il sedano e il pepe poblano, mescolare e cuocere per 5 minuti.
2. Aggiungere la carne, mescolare e cuocere per altri 5 minuti.
3. Aggiungere il resto degli ingredienti tranne l'erba cipollina, portare a ebollizione e cuocere a fuoco medio per altri 25 minuti.
4. Dividete tutto il composto tra i piatti e servite con l'erba cipollina cosparsa.

Nutrizione: calorie 305, grassi 18, fibre 13,4, carboidrati 22,5, proteine 6

Tacchino al lime con patate novelle

Tempo di preparazione: 10 minuti
Tempo di cottura: 40 minuti
Porzioni: 4

Ingredienti:

- 1 petto di tacchino, senza pelle, disossato e affettato
- 2 cucchiai di olio d'oliva
- 1 libbra di patate novelle, sbucciate e tagliate a metà
- 1 cucchiaio di paprika dolce
- 1 cipolla gialla, tritata
- 1 cucchiaino di peperoncino in polvere
- 1 cucchiaino di rosmarino essiccato
- 2 tazze di brodo di pollo a basso contenuto di sodio
- Un pizzico di pepe nero
- La scorza di 1 lime, grattugiata
- 1 cucchiaio di succo di lime
- 1 cucchiaio di coriandolo tritato

Indicazioni:

1. Scaldare una padella con l'olio a fuoco medio, aggiungere la cipolla, il peperoncino in polvere e il rosmarino, mescolare e far rosolare per 5 minuti.
2. Aggiungere la carne e far rosolare per altri 5 minuti.
3. Aggiungere le patate e il resto degli ingredienti tranne il coriandolo, mescolare delicatamente, portare a ebollizione e cuocere a fuoco medio per 30 minuti.
4. Dividi il composto tra i piatti e servi con il coriandolo cosparso sopra.

Nutrizione: calorie 345, grassi 22,2, fibre 12,3, carboidrati 34,5, proteine 16,4

Pollo con senape

Tempo di preparazione: 10 minuti
Tempo di cottura: 25 minuti
Porzioni: 4

Ingredienti:

- 2 petti di pollo, senza pelle, disossati e tagliati a cubetti
- 3 tazze di senape
- 1 tazza di pomodori in scatola, senza sale aggiunto, tritati
- 1 cipolla rossa, tritata
- 2 cucchiai di olio di avocado
- 1 cucchiaino di origano essiccato
- 2 spicchi d'aglio, tritati
- 1 cucchiaio di erba cipollina tritata
- 1 cucchiaio di aceto balsamico
- Un pizzico di pepe nero

Indicazioni:

1. Scaldare una padella con l'olio a fuoco medio-alto, aggiungere la cipolla e l'aglio e far rosolare per 5 minuti.
2. Aggiungere la carne e rosolarla per altri 5 minuti.
3. Aggiungere le verdure, i pomodori e gli altri ingredienti, mescolare, cuocere per 20 minuti a fuoco medio, dividere tra i piatti e servire.

Nutrizione: calorie 290, grassi 12,3, fibre 6,7, carboidrati 22,30, proteine 14,3

Pollo e mele al forno

Tempo di preparazione: 10 minuti
Tempo di cottura: 50 minuti
Porzioni: 4

Ingredienti:
- 2 libbre di cosce di pollo, disossate e senza pelle
- 2 cucchiai di olio d'oliva
- 2 cipolle rosse, affettate
- Un pizzico di pepe nero
- 1 cucchiaino di timo, essiccato
- 1 cucchiaino di basilico, essiccato
- 1 tazza di mele verdi, private del torsolo e tagliate grossolanamente a cubetti
- 2 spicchi d'aglio, tritati
- 2 tazze di brodo di pollo a basso contenuto di sodio
- 1 cucchiaio di succo di limone
- 1 tazza di pomodori, tagliati a cubetti
- 1 cucchiaio di coriandolo tritato

Indicazioni:

1. Riscaldare una padella con l'olio a fuoco medio-alto, aggiungere le cipolle e l'aglio e rosolare per 5 minuti.
2. Aggiungere il pollo e rosolare per altri 5 minuti.
3. Aggiungere il timo, il basilico e gli altri ingredienti, mescolare delicatamente, introdurre in forno e infornare a 390 gradi per 40 minuti.
4. Dividete il composto di pollo e mele tra i piatti e servite.

Nutrizione: calorie 290, grassi 12,3, fibre 4, carboidrati 15,7, proteine 10

Pollo Chipotle

Tempo di preparazione: 10 minuti
Tempo di cottura: 1 ora
Porzioni: 6

Ingredienti:

- 2 libbre di cosce di pollo, disossate e senza pelle
- 1 cipolla gialla, tritata
- 2 cucchiai di olio d'oliva
- 3 spicchi d'aglio, tritati
- 1 cucchiaio di semi di coriandolo, macinati
- 1 cucchiaino di cumino, macinato
- 1 tazza di brodo di pollo a basso contenuto di sodio
- 4 cucchiai di pasta di peperoncino chipotle
- Un pizzico di pepe nero
- 1 cucchiaio di coriandolo tritato

Indicazioni:

1. Scaldare una padella con l'olio a fuoco medio, aggiungere la cipolla e l'aglio e far rosolare per 5 minuti.
2. Aggiungere la carne e far rosolare per altri 5 minuti.
3. Aggiungere il resto degli ingredienti, mescolare, introdurre il tutto in forno e infornare a 390 gradi per 50 minuti.
4. Dividete l'intero mix tra i piatti e servite.

Nutrizione: calorie 280, grassi 12,1, fibre 6,3, carboidrati 15,7, proteine 12

Tacchino alle erbe

Tempo di preparazione: 10 minuti
Tempo di cottura: 35 minuti
Porzioni: 4

Ingredienti:
- 1 petto di tacchino grande, disossato, senza pelle e affettato
- 1 cucchiaio di erba cipollina tritata
- 1 cucchiaio di origano, tritato
- 1 cucchiaio di basilico tritato
- 1 cucchiaio di coriandolo tritato
- 2 scalogni, tritati
- 2 cucchiai di olio d'oliva
- 1 tazza di brodo di pollo a basso contenuto di sodio
- 1 tazza di pomodori, tagliati a cubetti
- Sale e pepe nero qb

Indicazioni:
1. Riscaldare una padella con l'olio a fuoco medio, aggiungere lo scalogno e la carne e far rosolare per 5 minuti.
2. Aggiungere l'erba cipollina e gli altri ingredienti, mescolare, portare a ebollizione e cuocere a fuoco medio per 30 minuti.
3. Dividete il composto tra i piatti e servite.

Nutrizione: calorie 290, grassi 11,9, fibre 5,5, carboidrati 16,2, proteine 9

Salsa di pollo e zenzero

Tempo di preparazione: 10 minuti
Tempo di cottura: 35 minuti
Porzioni: 4

Ingredienti:
- 1 libbra di petto di pollo, senza pelle, disossato e tagliato a cubetti
- 1 cucchiaio di zenzero, grattugiato
- 1 cucchiaio di olio d'oliva
- 2 scalogni, tritati
- 1 cucchiaio di aceto balsamico
- Un pizzico di pepe nero
- ¾ tazza di brodo di pollo a basso contenuto di sodio
- 1 cucchiaio di basilico tritato

Indicazioni:
1. Scaldare una padella con l'olio a fuoco medio, aggiungere lo scalogno e lo zenzero, mescolare e far rosolare per 5 minuti.
2. Aggiungere il resto degli ingredienti tranne il pollo, mescolare, portare a ebollizione e cuocere per altri 5 minuti.
3. Aggiungere il pollo, mescolare, cuocere a fuoco lento l'intero composto per 25 minuti, dividere tra i piatti e servire.

Nutrizione: calorie 294, grassi 15,5, fibre 3, carboidrati 15,4, proteine 13,1

Pollo e Mais

Tempo di preparazione: 10 minuti
Tempo di cottura: 35 minuti
Porzioni: 4

Ingredienti:
- 2 libbre di petto di pollo, senza pelle, disossato e tagliato a metà
- 2 tazze di mais
- 2 cucchiai di olio di avocado
- Un pizzico di pepe nero
- 1 cucchiaino di paprika affumicata
- 1 mazzo di cipolle verdi, tritate
- 1 tazza di brodo di pollo a basso contenuto di sodio

Indicazioni:
1. Riscaldare una padella con l'olio a fuoco medio-alto, aggiungere le cipolle verdi, mescolare e farle rosolare per 5 minuti.
2. Aggiungere il pollo e farlo rosolare per altri 5 minuti.
3. Aggiungere il mais e gli altri ingredienti, mescolare, introdurre la teglia in forno e cuocere a 390 gradi per 25 minuti.
4. Dividete il composto tra i piatti e servite.

Nutrizione: calorie 270, grassi 12,4, fibre 5,2, carboidrati 12, proteine 9

Curry Turchia e Quinoa

Tempo di preparazione: 10 minuti
Tempo di cottura: 40 minuti
Porzioni: 4

Ingredienti:
- 1 libbra di petto di tacchino, senza pelle, disossato e tagliato a cubetti
- 1 cucchiaio di olio d'oliva
- 1 tazza di quinoa
- 2 tazze di brodo di pollo a basso contenuto di sodio
- 1 cucchiaio di succo di lime
- 1 cucchiaio di prezzemolo tritato
- Un pizzico di pepe nero
- 1 cucchiaio di pasta di curry rosso

Indicazioni:
1. Scaldare una padella con l'olio a fuoco medio-alto, aggiungere la carne e farla rosolare per 5 minuti.
2. Aggiungere la quinoa e il resto degli ingredienti, mescolare, portare a ebollizione e cuocere a fuoco medio per 35 minuti.
3. Dividete tutto tra i piatti e servite.

Nutrizione: calorie 310, grassi 8,5, fibre 11, carboidrati 30,4, proteine 16,3

Pastinaca di tacchino e cumino

Tempo di preparazione: 10 minuti
Tempo di cottura: 40 minuti
Porzioni: 4

Ingredienti:
- 1 libbra di petto di tacchino, senza pelle, disossato e tagliato a cubetti
- 2 pastinache, pelate e tagliate a cubetti
- 2 cucchiaini di cumino, macinato
- 1 cucchiaio di prezzemolo tritato
- 2 cucchiai di olio di avocado
- 2 scalogni, tritati
- 1 tazza di brodo di pollo a basso contenuto di sodio
- 4 spicchi d'aglio, tritati
- Un pizzico di pepe nero

Indicazioni:
1. Riscaldare una padella con l'olio a fuoco medio, aggiungere lo scalogno e l'aglio e far rosolare per 5 minuti.
2. Aggiungere il tacchino, mescolare e cuocere per altri 5 minuti.
3. Aggiungere la pastinaca e gli altri ingredienti, mescolare, cuocere a fuoco medio per altri 30 minuti, dividere tra i piatti e servire.

Nutrizione: calorie 284, grassi 18,2, fibra 4, carboidrati 16,7, proteine 12,3

Ceci Tacchino e Coriandolo

Tempo di preparazione: 10 minuti
Tempo di cottura: 40 minuti
Porzioni: 4

Ingredienti:
- 1 tazza di ceci in scatola, senza sale aggiunto, scolati
- 1 tazza di brodo di pollo a basso contenuto di sodio
- 1 libbra di petto di tacchino, senza pelle, disossato e tagliato a cubetti
- Un pizzico di pepe nero
- 1 cucchiaino di origano essiccato
- 1 cucchiaino di noce moscata, macinata
- 2 cucchiai di olio d'oliva
- 1 cipolla gialla, tritata
- 1 peperone verde, tritato
- 1 tazza di coriandolo, tritato

Indicazioni:
1. Scaldare una padella con l'olio a fuoco medio, aggiungere la cipolla, il peperone e la carne e cuocere per 10 minuti mescolando spesso.
2. Aggiungere il resto degli ingredienti, mescolare, portare a ebollizione e cuocere a fuoco medio per 30 minuti.
3. Dividete il composto tra i piatti e servite.

Nutrizione: calorie 304, grassi 11,2, fibre 4,5, carboidrati 22,2, proteine 17

Tacchino e Lenticchie al Curry

Tempo di preparazione: 10 minuti
Tempo di cottura: 40 minuti
Porzioni: 4

Ingredienti:

- 2 libbre di petto di tacchino, senza pelle, disossato e tagliato a cubetti
- 1 tazza di lenticchie in scatola, senza sale aggiunto, scolate e sciacquate
- 1 cucchiaio di pasta di curry verde
- 1 cucchiaino di garam masala
- 2 cucchiai di olio d'oliva
- 1 cipolla gialla, tritata
- 1 spicchio d'aglio, tritato
- Un pizzico di pepe nero
- 1 cucchiaio di coriandolo tritato

Indicazioni:

1. Scaldare una padella con l'olio a fuoco medio, aggiungere la cipolla, l'aglio e la carne e far rosolare per 5 minuti mescolando spesso.
2. Aggiungere le lenticchie e gli altri ingredienti, portare a ebollizione e cuocere a fuoco medio per 35 minuti.
3. Dividete il composto tra i piatti e servite.

Nutrizione: calorie 489, grassi 12,1, fibre 16,4, carboidrati 42,4, proteine 51,5

Tacchino con fagioli e olive

Tempo di preparazione: 10 minuti
Tempo di cottura: 35 minuti
Porzioni: 4

Ingredienti:
- 1 tazza di fagioli neri, senza sale aggiunto e scolati
- 1 tazza di olive verdi, snocciolate e tagliate a metà
- 1 libbra di petto di tacchino, senza pelle, disossato e affettato
- 1 cucchiaio di coriandolo tritato
- 1 tazza di salsa di pomodoro, senza sale aggiunto
- 1 cucchiaio di olio d'oliva

Indicazioni:
1. Ungete una teglia con l'olio, disponete le fette di tacchino all'interno, unite anche gli altri ingredienti, introducete in forno e infornate a 380 ° C per 35 minuti.
2. Dividete tra i piatti e servite.

Nutrizione: calorie 331, grassi 6.4, fibre 9, carboidrati 38,5, proteine 30,7

Quinoa di pollo e pomodoro

Tempo di preparazione: 10 minuti
Tempo di cottura: 35 minuti
Porzioni: 8

Ingredienti:
- 1 cucchiaio di olio d'oliva
- 2 libbre di petti di pollo, senza pelle, disossati e tagliati a metà
- 1 cucchiaino di rosmarino, macinato
- Un pizzico di sale e pepe nero
- 2 scalogni, tritati
- 1 cucchiaio di olio d'oliva
- 3 cucchiai di salsa di pomodoro a basso contenuto di sodio
- 2 tazze di quinoa, già cotta

Indicazioni:
1. Riscaldare una padella con l'olio a fuoco medio-alto, aggiungere la carne e lo scalogno e far rosolare per 2 minuti per lato.
2. Aggiungere il rosmarino e gli altri ingredienti, mescolare, introdurre in forno e cuocere a 370 gradi per 30 minuti.
3. Dividete il composto tra i piatti e servite.

Nutrizione: calorie 406, grassi 14,5, fibre 3,1, carboidrati 28,1, proteine 39

Ali di pollo pimento

Tempo di preparazione: 10 minuti
Tempo di cottura: 20 minuti
Porzioni: 4

Ingredienti:
- 2 libbre di ali di pollo
- 2 cucchiaini di pimento, macinato
- 2 cucchiai di olio di avocado
- 5 spicchi d'aglio, tritati
- Pepe nero al gusto
- 2 cucchiai di erba cipollina tritata

Indicazioni:
1. In una ciotola unire le ali di pollo con il pimento e gli altri ingredienti e mescolare bene.
2. Disporre le ali di pollo in una teglia e infornare a 400 gradi per 20 minuti.
3. Dividete le ali di pollo tra i piatti e servite.

Nutrizione: calorie 449, grassi 17,8, fibre 0,6, carboidrati 2,4, proteine 66,1

CPSIA information can be obtained
at www.ICGtesting.com
Printed in the USA
BVHW041524210521
607795BV00001B/303

9 781802 902976